CONTRIBUTION A L'ÉTUDE

DES

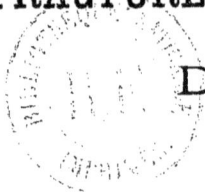

FRACTURES SUS-CONDYLIENNES

DU FÉMUR

PAR

Phocion MANTAPHOUNIS

DOCTEUR EN MÉDECINE
DE L'UNIVERSITÉ DE MONTPELLIER

MONTPELLIER

IMPRIMERIE GUSTAVE FIRMIN, MONTANE ET SICARDI
Rue Ferdinand-Fabre et Quai du Verdanson
—
1903

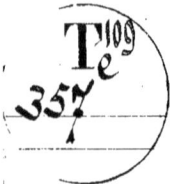

CONTRIBUTION A L'ÉTUDE

DES

FRACTURES SUS-CONDYLIENNES
DU FÉMUR

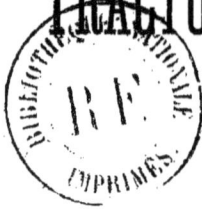

PAR

Phocion MANTAPHOUNIS

DOCTEUR EN MÉDECINE
DE L'UNIVERSITÉ DE MONTPELLIER

MONTPELLIER
IMPRIMERIE GustAve FIRMIN, MONTANE et SICARDI
Rue Ferdinand-Fabre et Quai du Verdanson

1903

PERSONNEL DE LA FACULTÉ

MM. MAIRET (✳) . . . . Doyen
FORGUE . . . . Assesseur

Professeurs

Clinique médicale . . . . MM. GRASSET (✳).
Clinique chirurgicale . . . . TEDENAT.
Clinique obstétric. et gynécol . . . . . . : GRYNFELTT.
— ch. du cours, M. Puech .
Thérapeutique et matière médicale. . . . HAMELIN (✳).
Clinique médicale . . . . CARRIEU.
Clinique des maladies mentales et nerv. MAIRET (✳).
Physique médicale. . . . . IMBERT
Botanique et hist. nat. méd. . . . . . . (GRANEL.
Clinique chirurgicale. . . . . FORGUE.
Clinique ophtalmologique. . . : . . . . TRUC.
Chimie médicale et Pharmacie . . . . . . VILLE.
Physiologie. . . . . HEDON.
Histologie . . . . VIALLETON.
Pathologie interne. . . . . DUCAMP.
Anatomie. . . . . GILIS.
Opérations et appareils . . . . ESTOR.
Microbiologie . . . . RODET.
Médecine légale et toxicologie . . . . . . SARDA.
Clinique des maladies des enfants . . . . BAUMEL.
Anatomie pathologique . . . . BOSC
Hygiène. . . . . BERTIN-SANS.

Doyen honoraire : M. VIALLETON.
Professeurs honoraires :
MM. JAUMES, PAULET (O. ✳), E. BERTIN-SANS (✳)

Chargés de Cours complémentaires

Accouchements. . . . . MM. PUECH, agrégé.
Clinique ann. des mal. syphil. et cutanées BROUSSE, agrégé.
Clinique annexe des mal. des vieillards. . VEDEL, agrégé.
Pathologie externe . . . . IMBERT L., agrégé
Pathologie générale . . . . RAYMOND, agrégé

Agrégés en exercice

MM. BROUSSE	MM. VALLOIS	MM. IMBERT
RAUZIER	MOURET	VEDEL
MOITESSIER	GALAVIELLE	JEANBRAU
DE ROUVILLE	RAYMOND	POUJOL
PUECH	VIRES	

M. H. GOT, *secrétaire.*

Examinateurs de la Thèse

MM. TÉDENAT, *président.* | MM. IMBERT (L.), *agrégé,*
GILIS, *professeur.* | JEANBRAU, *agrégé.*

A MON EXCELLENT PÈRE

Le Docteur Christodoulos MANTAPHOUNIS

A MA MÈRE BIEN-AIMÉE

Βαθυτατου σεβασμου και απειρου ευγνωμοσυνης
ελαχιστον τεκμηριον.

PHOCION MANTAPHOUNIS.

A MES CHÈRES SOEURS

A MES CHERS FRÈRES

A MA BELLE-SOEUR

A MON NEVEU — A MA NIÈCE

Ἀδελφικῆς ἀγαπης ἐλαχιστον
τεκμηριον.

PHOCION MANTAPHOUNIS.

A Mon Oncle Georges NICOLAOU

Βαθυτατου σεβασμου ελαχιστον
τεκμηριον.

A Ma Tante HÉLÈNE

A MES COUSINS

A MES COUSINES

A TOUS MES PARENTS

PHOCION MANTAPHOUNIS.

A Monsieur le Docteur G. COTSAFTIS

VICE-CONSUL DE GRÈCE A MONTPELLIER
CHEVALIER DE L'ORDRE DU SAUVEUR DE LA GRÈCE

Témoignage d'amitié et d'estime

A Madame Veuve CAMBASSÉDÈS

ET A SES ENFANTS

Témoignage d'amitié et d'estime

PHOCION MANTAPHOUNIS.

A TOUS MES MAITRES DE LA FACULTÉ

A MES CAMARADES D'ÉTUDE

A MES AMIS

PHOCION MANTAPHOUNIS.

AVANT-PROPOS

Au moment où vont se présenter les difficultés journalières de la carrière médicale qui s'ouvre devant nous, nous sommes heureux de trouver cette occasion de rendre un hommage public à tous ceux qui ont contribué à nous faire acquérir les connaissances grâce auxquelles nous en pourrons triompher.

A nos chers parents, qui n'ont hésité devant aucun sacrifice pour nous permettre de mener à bien la longue étude des sciences médicales, nous dédions avec bonheur ce premier travail. Nous saisissons avec empressement cette occasion de leur dire combien leurs encouragements, qui ne nous ont jamais fait défaut, et le souvenir vénéré des exemples que nous avons emportés du foyer, si longtemps absent, ont puissamment soutenu notre courage. Dans tout le cours de nos études, nous avons ressenti à chaque instant l'influence bienfaisante des conseils éclairés de notre père, et souvent nous avons béni la clairvoyante affection qui lui a fait choisir pour notre formation scientifique une école française.

La bienveillante hospitalité que nous avons rencontrée à Montpellier nous a fait aimer le noble pays de France qui ouvre si libéralement les portes de ses Facultés et de ses laboratoires à tous les étudiants étrangers qu'attire l'admirable enseignement des Maîtres éminents de ses Universités, et que nous appelons aujourd'hui, avec une légitime fierté, notre patrie scientifique.

M. le professeur Tédenat a bien voulu nous inspirer le sujet de ce travail, diriger l'effort qu'il nous a demandé, et accepter la présidence du jury au jugement bienveillant duquel nous le soumettons. Nous avons mis largement à profit, pendant nos années de scolarité, l'enseignement vivant de la pratique chirurgicale, qu'il édifie sur sa vaste expérience clinique et qu'il sait simplifier avec un dévouement si éclairé. Le souvenir ineffaçable que nous emportons de ses leçons si attrayantes sous leur forme de longues causeries amicales, chaudement colorées, nous sera souvent un guide précieux au lit du malade. Nous le prions d'agréer l'expression publique de notre respectueuse et reconnaissante admiration.

Nous devons aux savantes leçons et à l'enseignement élevé de notre maître éminent M. le professeur Grasset, la plupart de nos connaissances en pathologie interne. Dans l'étude si délicate des phénomènes qui constituent le domaine de la Médecine proprement dite, nous avons eu le bonheur de trouver en lui un guide bienveillant et attentif. Nous nous faisons un devoir de lui offrir en retour le faible hommage de notre profonde reconnaissance.

Nous sommes heureux de remercier également M. le professeur Gilis de ses leçons qui nous ont intéressé aux connaissances anatomiques, base scientifique indispensable de toute étude approfondie des sciences médicales.

Nous avons aussi contracté une dette de reconnaissance envers M. le professeur agrégé Rauzier, qui nous a appris dans ses leçons claires et aux consultations externes, l'art délicat d'observer un malade avec précision et méthode.

Nous devons la plus grande reconnaissance à MM. les professeurs agrégés de Rouville, Imbert et Jeanbrau, et à tous nos Maîtres de la Faculté qui nous ont sans cesse mis à même, avec tout le dévouement possible, de profiter sans restriction de leur science et de leur expérience.

Les deux clichés radiographiques, reproduits dans notre thèse, ont été mis à notre disposition avec une extrême bienveillance par M. le professeur Imbert que nous prions d'agréer nos vifs remerciements ; nous remercions aussi M. le docteur Gagnières qui nous a fourni avec beaucoup d'amabilité les renseignements qui nous ont permis d'en tirer parti.

M. le docteur Soubeyran, chef de clinique chirurgicale, nous a, au cours de ce travail, donné de bons conseils ; nous lui adressons l'expression de notre reconnaissance.

Lors de notre premier contact avec la France nous avons eu le bonheur de trouver la Grèce représentée à Montpellier par son sympathique consul, M. le docteur Cotsaftis, si serviable pour tous les étudiants hellènes. Son charmant accueil nous a fait retrouver un peu de la patrie absente, et depuis lors nous avons toujours senti le chaud appui de son affectueux intérêt. Nous sommes bien aise de pouvoir lui exprimer ici notre sincère gratitude.

Nous prions aussi nos compatriotes et amis, les étudiants hellènes, dont les relations nous ont été bien douces, de recevoir le témoignage public de notre sympathie et du bon souvenir que nous gardons de tous.

Nous adressons également un salut très amical à nos bons camarades de France — leur nombre nous empêche de les citer tous — qui nous ont toujours accueilli la main et le cœur largement ouverts.

Nous désirons exprimer particulièrement à M. le docteur Martin combien nous est précieux le souvenir de nos longues et cordiales relations.

Nous tenons aussi à adresser un souvenir respectueux à

XII

M. E. Colrat, receveur de l'Enregistrement à Montpellier, qui, malgré la différence d'âge qui aurait pu nous séparer, a tant contribué par son amabilité ouverte, les charmes de ses entretiens et l'étendue de son savoir, à nous faire apprécier et aimer le caractère et l'esprit français.

INTRODUCTION

Ayant observé dans le service de notre maître, M. le professeur Tédenat, un cas remarquable de fracture sus-condylienne, avec déplacement en arrière du fragment inférieur et embrochement du muscle par le fragment supérieur, nous avons sur ses conseils entrepris l'étude de cette variété de fracture.

Nous n'avons pas la prétention, après la remarquable thèse de Trélat, en 1854, de faire l'étude complète de la question.

Nous voulons surtout par notre modeste travail montrer, d'une part, l'existence réelle de la fracture de Boyer, jadis si contestée ; d'autre part, nous voulons bien mettre en relief la phase nouvelle dans laquelle est entré le traitement de ces fractures, sous l'influence du progrès de la chirurgie moderne, en particulier pour le traitement des complications graves qui peuvent survenir.

Aussi, passerons-nous en revue les différents chapitres de l'histoire des fractures sus-condyliennes, en insistant un peu plus sur l'anatomie pathologique et le traitement.

CONTRIBUTION A L'ÉTUDE

DES

FRACTURES SUS-CONDYLIENNES

DU FÉMUR

CHAPITRE PREMIER

DÉFINITION ET HISTORIQUE

On décrit sous le nom de fracture sus-condylienne du fémur ou fracture de Boyer, toute division du fémur siégeant à 5 ou 6 centimètres (Malgaigne) au-dessus de l'interligne articulaire du genou. Ces fractures sont bien distinctes des fractures dont un trait siège au-dessus des condyles mais est accompagné d'un second trait allant dans l'articulation ; ces dernières sont intra-articulaires ; celles qui nous occupent sont extra-articulaires.

Dans la première moitié du dernier siècle, Bichat, Cooper, Malgaigne, avaient mentionné cette variété de fracture, et Boyer, dont elle porte le nom, avait insisté sur le déplacement en arrière du fragment inférieur ; mais, c'est à l'éminent chirurgien Trélat (*Archives générales de Médecine*, 1854, et thèse 1855) que revient l'honneur de l'avoir bien décrite, dans un remarquable mémoire cité et consulté, depuis lors, par tous ceux qui se sont occupés de la question.

A partir de cette époque, son étude s'est approfondie. C'est ainsi que diverses communications furent faites.

Le 27 janvier 1858, par Gosselin, au nom du docteur Lizé, du Mans ;

Le 18 juillet 1860, par Richet (fracture sus-condylienne) ;

Le 15 juin 1870, par L. Lefort (fracture sus et inter-condylienne);

En 1871, Béranger-Féraud publie son *Traité des Pseudarthroses* auquel nous empruntons quelques observations.

En 1873, Berger inspiré par Gosselin, fait sa thèse sur l'arthrite et l'épanchement consécutifs aux fractures du fémur.

La même année paraît la thèse de Bompard et celle de Renaut.

En 1881, Reclus, dans la *Gazette hebdomadaire*, s'occupe du traitement des fractures de cuisse et décrit l'appareil à extension de Tillaux.

Berger (*Revue de chir.* 1887), dans un cas de pseudarthrose consécutive à la fracture de Boyer, préconise la résection des fragments, suivie de suture osseuse. Cette conduite de Berger fut combattue par Tillaux au Congrès français de chirurgie de 1888 ; ce dernier auteur préfère le simple enlèvement des tissus interposés entre les fragments et l'application de son appareil à extension continue.

En 1893, Angelvin, élève de Reclus, fait sa thèse sur les fractures sus-condyliennes du fémur ; il rapporte un cas intéressant compliqué de pseudarthrose, celle-ci traitée avec succès par suture osseuse.

A Toulouse, en 1895, paraît la thèse de Ricaud sur les fractures de l'extrémité inférieure du fémur.

En 1896, M. Berger, présente à la Société de Chirurgie de Paris, deux sujets atteints de fractures sus-condyliennes du fémur et traités par l'appareil d'Hennequin. Il démontre que cet appareil est aussi efficace pour les fractures de l'extrémité inférieure du fémur que pour les fractures de sa diaphyse, et que l'emploi de l'extension continue est de nature à modifier entièrement le pronostic grave fait par Trélat, Hamilton et tous les auteurs, dans ce genre de fractures.

En 1900, M. Piquand communique à la Société anatomique de Paris un cas de fracture sus et intra-condylienne du fémur droit, suivie de pyarthrose, ayant nécessité l'amputation.

Enfin, en 1902, nous avons pu observer, dans le service de notre maître M. le professeur Tédenat, deux cas de fracture sus-condylienne du fémur ; l'un d'eux, très complexe avec menace de perforation des téguments, nécessita la suture osseuse, après dégagement des fragments.

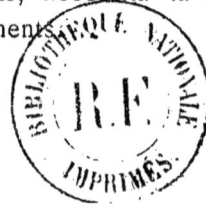

CHAPITRE II

ETIOLOGIE ET PATHOGÉNIE

Ces fractures ne sont pas fréquentes ; d'après Trélat et Gosselin, elles sont absolument exceptionnelles avant 50 ans. Cette assertion est erronée ; dans les 31 observations que nous avons pu recueillir, 5 fois seulement il s'agissait de malades âgés de plus de 50 ans. Elles s'observent donc, ordinairement, chez les adultes et plus souvent chez l'homme, plus exposé aux traumatismes.

Les *causes* qui les produisent sont *directes* ou *indirectes*. Dans le premier cas, c'est un écrasement produit par exemple par le passage d'une roue de voiture, ou un choc, comme un coup de pied, porté à la partie inférieure de la cuisse (c'était le cas chez l'homme dont nous rapportons l'observation; dans une agression nocturne, il avait reçu un coup de pied au-dessus du genou) ; dans le second, c'est une chute, soit sur les genoux, soit, plus rarement, sur les pieds.

Quelle est de ces deux causes la plus fréquente ? Malgaigne affirmait que c'était la cause directe, tandis que Cooper soutenait le contraire. Tous les auteurs se rallient, actuellement, à l'opinion de Cooper et, dans 17 de nos observations, nous trouvons les chiffres suivants :

Quel est le *mécanisme* de ces fractures ? Pour les fractures directes il est simple, et il n'est pas besoin d'insister. Il est assez obscurément expliqué pour les fractures indirectes ; ce sont donc les seules qui présentent de l'intérêt. Diverses explications ont été données à leur sujet. Dans la chute sur les genoux les uns parlent *d'arrachement* par les ligaments de l'articulation, le genou étant en flexion, les autres *d'écrasement* s'effectuant par l'intermédiaire de la rotule qui, se relevant brusquement, vient buter avec violence sur la partie inférieure du fémur. Cette dernière explication n'est pas admise par Trélat, qui prétend que la rotule est presque toujours intacte, et qu'elle touche à peine le sol lorsque la jambe est fléchie sur la cuisse à angle droit et que le triceps est contracté.

Le mécanisme qui nous paraît le plus rationnel, aussi bien dans les chutes sur les genoux que dans les chutes sur les pieds, c'est la *flexion ;* par ce mécanisme qui n'est pas mis en relief par les auteurs, le fémur s'incurve et se brise sous l'influence du poids du corps, transmis par la diaphyse aux condyles, et il se brise au niveau de l'union de ces deux parties.

CHAPITRE III

ANATOMIE PATHOLOGIQUE

Dans la grande majorité des cas, le trait de fracture a la forme d'un V et se dirige de haut en bas et d'arrière en avant. Plus rarement, il est transversal ou bien oblique d'abord et transversal ensuite, comme dans deux de nos observations (obs. IV et VI).

Examinons comment se comportent les fragments. Ils peuvent ne pas se séparer, soit par engrènement réciproque (Spilmann), soit par conservation du périoste (Richet), soit enfin par résistance du grand adducteur ou du biceps crural à l'action des jumeaux (Vidal de Cassis). Cette immobilité des fragments n'est pas la règle ; le plus souvent ils se déplacent. Le fragment supérieur se porte en bas et en avant, il peut embrocher les muscles et la face profonde de la peau comme chez notre malade, et même perforer les téguments et faire saillie au dehors. On conçoit aisément combien la réduction est difficile dans ce dernier cas. Cette complication est signalée trois fois dans nos trente-et-une observations (obs. III, IX et XXVIII).

Une autre éventualité, sur laquelle les auteurs n'insistent pas suffisamment, c'est la perforation, par le fragment supérieur pointu, du cul-de-sac de la synoviale et sa pénétration dans l'articulation. Autrefois cet accident était des plus redoutés, mais aujourd'hui la chirurgie antiseptique nous fait porter un pronostic moins sévère.

Si tous les auteurs étaient d'accord sur la façon dont se comporte le fragment supérieur, il n'en était pas de même pour le fragment inférieur. Les uns, avec Boyer, admettaient un déplacement en arrière ; les autres, avec Malgaigne, disaient que le fragment inférieur reste parallèle au supérieur. « Quand la fracture est située immédiatement au-dessus des condyles, dit Boyer, c'est encore le fragment inférieur qui est déplacé, mais par d'autres causes et dans un autre sens : la saillie que ces éminences forment en arrière donnent un grand avantage aux muscles de la jambe qui s'y insèrent ; en sorte que par l'action des jumeaux, du plantaire grêle et du poplité, les condyles sont inclinés en avant, le bout supérieur du fragment inférieur est renversé en arrière vers le creux du jarret. Ce déplacement, par lequel l'extrémité antérieure des condyles s'incline en haut et fait faire une plus grande saillie à la partie supérieure de la rotule, donne à l'articulation du genou un aspect singulier. »

Malgaigne répond : « Cette description est tout à fait imaginaire. Je n'ai jamais vu sur le vivant, et il n'existe pas dans tous les musées de Paris un seul exemple du déplacement admis par Boyer et par d'autres à sa suite ; le fragment inférieur remonte directement en arrière ou sur les côtés de l'autre, et ne se renverse jamais du côté du jarret. »

Trélat, dans sa thèse inaugurale, a soutenu l'idée de son maître Malgaigne ; cependant, fait remarquable, dans la seule observation qu'il a rapportée, ce déplacement existait confirmé par l'autopsie !

La discussion fut portée devant la Société de Chirurgie le 28 janvier 1857 ; Richet, Follin, Verneuil, Gosselin, Nélaton, se basant sur plusieurs observations, ont montré que la théorie de Boyer, si elle n'est pas absolue, est néanmoins applicable dans beaucoup de cas.

De nos jours, le doute ne peut plus exister. D'une part, l'intervention de M. Reclus, en 1893, pour une pseudar-throse consécutive à cette variété de fracture ; de l'autre, l'intervention de M. le professeur Tédenat et l'épreuve radiographique, que nous rapportons, montrent d'une façon indubitable que ce basculement existe. Bien entendu, il n'existe pas toujours comme le voulait Boyer, car les frag-ments, comme nous l'avons dit plus haut, peuvent rester en place, mais il est plus fréquent que tous les autres déplace-ments. Dans nos observations, il a été noté seize fois.

Il peut arriver, ce qui est excessivement rare, que le trait de fracture soit oblique d'avant en arrière et de haut en bas. Dans ce cas il est possible que le fragment inférieur bascule en avant ; d'ailleurs la pièce du musée Dupuytren, déposée par Verneuil, ne laisse pas de doute à ce sujet. Quant au fragment supérieur, il glisse en arrière et peut blesser les nerfs et les vaisseaux, d'où gangrène de la jambe comme cela est arrivé chez un enfant de 7 ans, dont nous donnons plus loin l'observation (observation XXII).

Lorsque le trait de fracture est *latéral,* il se dirige ordinai-rement de haut en bas et de dehors en dedans, de telle façon que l'extrémité inférieure du fragment supérieur pointe en dedans et un peu en avant au-dessus de la rotule.

L'anatomie pathologique nous donne l'explication de *l'irré-ductibilité,* si fréquente dans ces fractures. Elle est due aux causes suivantes :

1° *L'interposition musculaire :* chez notre malade (observa-tion I), les deux fragments étaient séparés par le muscle triceps embroché par le fragment supérieur qui avait même atteint la face profonde de la peau, à laquelle il adhérait et qu'il plissait transversalement.

2° *L'engrènement des fragments.*

3° *La perforation des téguments ;* c'est une des causes les plus fréquentes de l'irréductibilité ; M. Reclus, chez un de ses malades, fut obligé de réséquer 3 à 4 centimètres du fragment supérieur pour pratiquer la réduction.

4° Les *spasmes musculaires,* fréquents dans les fractures du membre inférieur (Boyer), empêchent, s'ils sont violents, la coaptation des fragments et nécessitent l'emploi du chloroforme.

5° *L'écartement des fragments.* On comprend facilement que le basculement du fragment inférieur en arrière soit une entrave sérieuse à la réduction. Boyer, pour remédier à cet accident, conseillait de refouler ce fragment avec un tampon de ouate placé dans le creux poplité. Tréves, pour la même raison, pratiqua la section du tendon d'Achille.

Les *complications* de cette fracture, que nous étudierons plus tard plus longuement, résultent des données anatomiques sur la position des fragments, et des rapports de la région. La fracture étant voisine de l'articulation du genou, on conçoit très bien qu'il puisse se faire un retentissement articulaire (hémarthrose, hydarthrose, arthrite). Les téguments peuvent être perforés par le fragment supérieur (fracture ouverte). Enfin les organes si importants du creux poplité peuvent être atteints : l'artère, la veine, le nerf.

CHAPITRE IV

SYMPTOMATOLOGIE ET DIAGNOSTIC

Au point de vue de leur symptomatologie, les fractures sus-condyliennes du fémur, à part les signes communs à toutes les fractures, présentent quelques particularités qui leur sont propres.

Etudions d'abord les *fractures fermées.*

Au moment où le traumatisme a lieu, le malade entend quelquefois un craquement dû à la division de l'os ; ce signe subjectif peut manquer. En même temps il ressent une vive douleur au niveau du genou et est dans l'impossibilité de faire le moindre mouvement. Le gonflement ne tarde pas à apparaître ; la région devient globuleuse et porte des ecchymoses. Chez notre malade (observation I), il existait, à la partie interne et postérieure du genou, des ecchymoses très étendues et quelques phlyctènes. Ce gonflement dû à l'épanchement de sang au niveau du foyer de la fracture, et dans les tissus voisins, peut se compliquer d'un épanchement intra-articulaire considérable, le fait est fréquent, il existait dans notre observation. Quelle en est la cause ? pour Denonvillers il est dû à un trait de fracture intra-articulaire, or ce trait manque le plus souvent dans la fracture sus-condylienne ; le mécanisme de cet épanchement ne nous paraît pas différer de celui que l'on admet pour les fractures de la diaphyse fémorale : il y a retentissement sur les surfaces articulaires du genou et froissement de la synoviale (Verneuil).

Quelques jours après l'accident, le gonflement diminue sensiblement et l'on peut plus facilement explorer la région. La déformation est alors caractéristique surtout lorsque les fragments sont déplacés classiquement. A la partie antérieure du membre, la rotule, intacte, fait une forte saillie et est inclinée de haut en bas et d'avant en arrière. Au-dessus de la rotule, à 2 ou 3 centimètres de son bord supérieur, il existe une dépression transversale au niveau de laquelle le fragment supérieur peut être nettement senti sous la peau ; la douleur en cet endroit est vive et s'exaspère par la pression et les mouvements.

A la partie postérieure du membre, on voit que la dépression du creux poplité est effacée ; elle est même, dans la fracture de Boyer type, remplacée par un gonflement. Cet effacement ou gonflement du creux poplité sont produits par l'extrémité supérieure du fragment inférieur basculé en arrière, que l'on peut percevoir avec la main.

La mobilité anormale est un des meilleurs signes de cette fracture. Pour la provoquer il suffit de saisir la cuisse d'une main à la partie moyenne, le genou de l'autre, et d'imprimer ainsi quelques légers mouvements en sens inverse ; ou bien encore de passer la main au-dessous du lieu de la fracture et imprimer à la jambe quelques mouvements de rotation. Suivant quelques auteurs, il est possible non seulement d'amener la jambe à l'extension, mais de dépasser la limite de l'extension normale, à ce point que la jambe peut former avec la cuisse un angle ouvert en avant.

En employant les mêmes manœuvres que pour la constatation de la mobilité anormale, on détermine parfois l'apparition de la crépitation qui, lorsqu'elle existe, est un signe de certitude. Mais on ne saurait trop insister sur les inconvénients et même les dangers de ces manœuvres, qui ne sont permises que si le diagnostic est douteux. La mobilité anormale et la crépitation manquent quand les fragments se sont pénétrés ou qu'ils sont séparés par une interposition musculaire ; elles sont fort obscures dans les fractures sous-périostées de l'enfance. On a signalé encore le relâchement du tendon rotulien.

Dans les *fractures ouvertes,* on voit le plus souvent l'extrémité inférieure du fragment supérieur, taillé en pointe, faire saillie au dehors sur les parties antérieures ou latérales de l'extrémité inférieure de la cuisse.

Le *diagnostic* de ces fractures n'est pas, en général, difficile. L'augmentation de volume du genou, la saillie du fragment inférieur dans le creux poplité et celle du fragment supérieur en avant, la mobilité anormale enfin, feront éviter l'erreur. S'il y a perforation des téguments, le diagnostic n'est que trop facile.

Il arrive que le fragment inférieur, au lieu d'être en arrière, est repoussé en avant (Nélaton, Verneuil) ; dans ce cas, la courbure du fémur paraît augmentée.

L'examen des parties suffit en général au chirurgien à faire le diagnostic, s'il a quelque habitude ; dans le cas où il y a un très gros gonflement, où le malade se refuse à une exploration à cause de la douleur, il reste un moyen excellent : la *radiographie.* Celle-ci, prise dans le sens antéro-postérieur et dans le sens latéral, montrera à merveille le déplacement. L'observation qui nous est personnelle est une preuve des bons résultats que l'on peut obtenir (voir la planche).

Le gonflement, étant au début très considérable, masque souvent la déformation. On peut alors confondre la fracture avec une *luxation du genou en arrière.* Dans celle-ci, les condyles fémoraux proéminent à la partie antérieure du genou, les plateaux du tibia en arrière sont facilement reconnaissables à la palpation ; en un mot, il faut, pour établir le diagnostic, se reporter aux points de repère osseux de la région.

On pourrait encore la confondre avec une *fracture sus et intra-condylienne*. Cette dernière a comme signes distinctifs : l'élargissement du genou, l'enfoncement de la rotule entre les condyles écartés et la multiplicité des fragments.

La *fracture transversale de la rotule* sera différenciée de la fracture de Boyer par l'écartement des fragments, le sillon qui les sépare, l'absence de la mobilité latérale, et l'impossibilité de dépasser l'extension physiologique de la jambe sur la cuisse.

Une autre cause d'erreur est la *rupture du tendon rotulien ;* elle peut être commise d'autant plus que dans les deux cas il existe un relâchement de ce tendon. D'après Nélaton, la flexion de la jambe sur la cuisse tend le tendon rotulien dans la fracture sus-condylienne, chose qui ne pourrait pas se produire dans la division du ligament rotulien.

Dans la *fracture unicondylienne* la main perçoit le condyle mobile, séparé, elle perçoit la continuité de l'épiphyse fémorale avec la diaphyse.

Les traumatismes du genou, les fractures des plateaux tibiaux, l'entorse avec arrachement du tubercule du jambier antérieur, se traduiront par des signes spéciaux et de l'hémarthrose rapide.

Dans tous les cas, la radiographie sera d'un précieux secours pour établir le diagnostic.

CHAPITRE V

COMPLICATIONS ET PRONOSTIC

Les fractures sus-condyliennes du fémur sont riches en complications à cause du voisinage de l'articulation du genou et la proximité du contenu du creux poplité.

Dans le chapitre de l'anatomie pathologique nous avons parlé de l'*irréductibilité* et de ses causes ; nous n'y reviendrons pas.

La *pseudarthrose* est assez fréquente ; nous en rapportons 11 observations. Suivant Dénucé, elle se produit dans les conditions anatomiques et physiologiques que voici :

1° L'écartement exagéré des fragments. « Lorsque les extrémités des fragments, dit-il, sont trop éloignées pour que le travail d'ossification qui se fait à chacune d'elles puisse combler l'espace qui les sépare, on comprend que la substance intermédiaire qui les unit reste fibreuse dans une portion de son étendue ».

2° La mobilité incessante des fragments. Elle est due, soit à un défaut de coaptation, soit à la disposition même des fragments ;

3° L'interposition de parties molles. C'est, d'après M. Tillaux, la vraie cause de la pseudarthrose (3me congrès de chirurgie, 1888). Ollier émet la même opinion.

« L'interposition musculaire, dit-il, est fréquente ; il suffit souvent d'un petit faisceau musculaire pour imprimer aux fragments une agitation constante. »

L'*ankylose du genou* peut survenir. Plusieurs opinions ont été émises pour expliquer cette complication ; les plus importantes sont l'inflammation et la difformité du cal. M. Reclus soutient que le traumatisme produit une arthrite dont les lésions sont responsables de la limitation ou de la perte du mouvement ; il prétend que les attitudes vicieuses et l'immobilisation n'expliquent pas la production de l'ankylose sans l'inflammation.

Campenon, dans sa thèse, montre que l'exubérance du cal s'oppose mécaniquement à la plus grande partie des mouvements.

La *blessure de l'artère poplitée* quoique rare, peut cependant être produite par l'extrémité pointue du fragment inférieur ou supérieur ; il en résulte une hémorragie si la fracture est ouverte, ou un anévrysme diffus faux primitif. D'autres fois c'est la chute d'une escarre qui entraîne l'ouverture du vaisseau. La veine est rarement blessée. Le nerf sciatique poplité externe a pu être atteint. La lésion des vaisseaux poplités peut entraîner la gangrène ; cette dernière complication est beaucoup moins fréquente que dans les fractures de la jambe ; nous la signalons quatre fois dans nos observatiens (observations V, XXI, XXII, XXV).

L'*hémarthrose* n'est pas rare. Dans notre première observation on voit que l'articulation ouverte laisse échapper du sang en quantité considérable.

La consolidation des fractures sus-condyliennes demande en moyenne 4 à 5 mois. Autrefois leur *pronostic* était très grave. Hamilton disait que l'ankylose doit être regardée comme la terminaison la plus favorable dans ce genre de fractures. En effet, le manque d'antisepsie, la défectuosité des appareils de contention faisaient que les complications

étaient fréquentes et que, très souvent, l'amputation restait
la seule ressource pour sauver la vie du malade. La décou-
verte de la chirurgie antiseptique, le perfectionnement des
appareils, permettant de nos jours de prévenir et de com-
battre efficacement bon nombre de complications, ont
diminué de beaucoup la gravité du pronostic. Néanmoins,
les résultats ne sont pas encore parfaits. Si la mort est
exceptionnelle et l'amputation rare, l'ankylose complète, la
limitation des mouvements et le raccourcissement qui ne
manque que rarement, sont des conséquences fâcheuses qui
font que les malades atteints de ces fractures deviennent
souvent de véritables infirmes.

L'âge influe beaucoup sur le pronostic de ces fractures ;
elles sont d'autant plus graves que l'âge est plus avancé.

Ainsi de cinq malades âgés de plus de 70 ans, dont nous
publions l'observation, trois sont morts et les deux autres
sont guéris. De ces deux guéris, l'un présentait un raccourcissement de quinze centimètres avec ankylose complète,
l'autre un raccourcissement de deux centimètres sans
ankylose.

Voici maintenant les résultats de nos 31 observations :

8 morts ;
2 guérisons après amputation ;
3 guérisons avec raccourcissement et ankylose ;
9 guérisons avec raccourcissement et mouvements
    limités ;
3 guérisons avec cal exubérant ;
6 guérisons complètes.

On voit, d'après ces chiffres, combien le raccourcissement
est fréquent.

CHAPITRE VI

TRAITEMENT

Le traitement de ces fractures mérite de nous arrêter plus longtemps ; c'est, à notre sens, le point le plus intéressant du sujet qui nous occupe. Nous étudierons d'abord le traitement des fractures simples et ensuite celui des fractures plus complexes.

1° FRACTURES SIMPLES. — Ce sont celles où il n'y a ni irréductibilité, ni complication spéciale. La conduite du chirurgien dans les fractures simples est facile : il doit réduire et appliquer un appareil inamovible.

Cooper, pour pratiquer cette réduction, conseillait de fléchir d'abord la jambe sur la cuisse, afin de dégager les muscles traversés par le fragment supérieur, achever ensuite la réduction par l'extension du membre. Boyer exerçait une traction sur le membre inférieur et plaçait un tampon dans le jarret pour refouler le fragment inférieur basculé dans le creux poplité.

Actuellement le mode habituel de réduction est le suivant: un aide saisit d'une main la jambe, de l'autre le pied fléchi à angle droit, et exerce des tractions dans l'axe du membre, de façon à détruire le chevauchement ; un autre fait la contre-extension en saisissant le thorax du malade ou son bassin. Pendant ce temps-là le chirurgien essaie par des mouvements combinés de coapter les fragments. La réduction obtenue, le chirurgien saisit le membre à pleines mains, une main au-dessus, l'autre au-dessous du trait de fracture, et maintient ainsi la réduction, jusqu'à l'application de l'appareil. Si, par ce procédé, la réduction échoue et qu'on voit que l'échec tient à la contraction et aux spasmes musculaires, il ne faut pas hésiter à endormir le malade avec le chloroforme. L'anesthésie doit être poussée jusqu'à la résolution complète, et il devient souvent facile de réduire le déplacement, qui, à l'état de veille, était absolument irréductible.

Nous arrivons maintenant à une question longtemps débattue ; nous voulons parler du choix de l'appareil inamovible. Nous laisserons de côté les appareils de Malgaigne, d'Hamilton, de Scultet, de Raoul-Deslongchamps, etc., qui sont complètement délaissés ; nous nous occuperons spécialement des appareils à extension continue d'Hennequin et de Tillaux, qui, à l'heure actuelle, sont considérés à juste titre comme les meilleurs.

Décrivons d'abord, rapidement, ces appareils et étudions ensuite leur valeur :

Appareil d'Hennequin. — L'extension se fait ici dans la demi-flexion ; l'application de l'appareil comprend plusieurs temps :

1° Bandage ouaté compressif. Un aide soulève la jambe par une traction modérée et le chirurgien recouvre d'ouate le membre depuis le pied jusqu'au-dessus du genou. Une bande est appliquée par dessus. Si la tête du péroné est très saillante, il dispose autour d'elle, en fer à cheval, un petit rouleau de ouate de 10 centimètres de longueur sur 2 centimètres de diamètre.

2° Fixation du lacs extensif. Le milieu d'une serviette, pliée en cravate, et mis sur la face antérieure et inférieure de la cuisse, les deux chefs se croisent au niveau du creux poplité et sont noués au-devant du tibia ; une cordelette est attachée au niveau de leur nœud.

3° Glissement de la gouttière sous la cuisse. On soulève doucement le membre, et on glisse sous la cuisse la gouttière que la serviette ouatée qui la garnit débordera en haut d'au moins deux travers de doigt.

4° Flexion de la jambe. Le membre est mis en abduction légère ; le matelas a été débourré au-dessous de la jambe, le talon est garni d'ouate, la jambe est en flexion à 40 degrés environ, et en rotation externe légère.

5° Fixation de la cordelette qui supporte le poids. La corde, fixée au nœud du lacs extenseur, va se réfléchir sur une poulie placée au pied du lit, et porte le poids à son extrémité libre. Ce poids varie environ de 3 à 6 kilogrammes.

6° Fermeture de la gouttière.

La contre-extension est exécutée par le poids du corps et les frottements du corps sur le lit.

Appareil de Tillaux. — Cet auteur supprime tout bandage au niveau de la fracture. Voici comment il décrit son appareil :

« Choisissez de préférence un lit en fer pour coucher le blessé. S'il était impossible de se procurer ce lit, pratiquez un trou au bois de lit, à la hauteur du matelas, afin d'y pouvoir engager la corde qui soutient le poids. Coupez des bandelettes de diachylon mesurant environ trois centimètres de largeur. Il vous faudra sept ou huit bandelettes, dont quatre ou cinq (suivant le volume du membre) seront collées sur la peau, sur les côtés du membre et parallèlement à sa longueur, et

3

dont trois seront circulaires et destinées à fixer les premières.

» Chaque bandelette longitudinale sera assez longue pour que les deux extrémités, appliquées sur les côtés du membre, viennent former anse au-dessous du talon. Si l'on ne pouvait se procurer une pièce de diachylon assez longue pour cela (et les rouleaux préparés à l'avance que l'on trouve dans le commerce ne le permettraient pas), les bandes seront placées isolément de chaque côté et liées entre elles au-dessous du talon, de manière à former une anse, ce qui ne fait que simplifier encore l'application des bandelettes. Ne tentez aucune réduction sur le membre, ce serait infliger au malade une douleur inutile.

» Appliquez d'abord une bandelette longitudinale et faites un tour circulaire ; une seconde bandelette longitudinale, un deuxième tour circulaire, et ainsi de suite, de manière à imbriquer entre elles les deux séries de bandelettes et à rendre l'appareil plus adhésif. Mettez trois bandelettes circulaires : l'une au-dessus du genou, l'autre au mollet, la troisième au-dessus du cou-de-pied. Les bandelettes longitudinales seront appliquées sur la peau à partir du niveau de la fracture.

» Attachez au pied du lit un morceau de bois arrondi, un fragment de manche à balai, je suppose, un peu au-dessus du niveau du matelas, afin que le talon se trouve légèrement soulevé par la corde. Fixez à une corde un poids de 3 kilogrammes environ ; rattachez cette corde à l'anse de diachylon qui est au-dessous du talon et laissez prendre la corde sur le morceau de bois qui fait poulie de renvoi. Ayez soin que le pied du blessé se trouve à une certaine distance du pied du lit, de manière à n'y pas venir buter. L'extension est donc ainsi assurée.

» Comme moyen contre-extenseur, je me sers exclusivement du poids du corps. Pour cela, la tête du blessé repose sur un simple coussin, et les pieds du lit ou le sommier sont relevés de manière à former un plan incliné en bas, des pieds à la tête. Si légère qu'elle soit, l'inclinaison est suffisante pour empêcher le corps entier d'obéir à la traction des 3 kilos, et il est, d'ailleurs, très facile de la graduer. L'appareil est ainsi terminé. Contentez-vous alors de placer droit le pied qui était en rotation en dehors et, sans qu'il soit nécessaire d'opérer de traction, vous voyez, après quelques minutes, la réduction s'opérer d'elle-même et le membre reprendre sa conformation normale. Vous n'avez plus, dès lors, qu'à surveiller l'appareil. Si les bandelettes pressaient douloureusement sur les malléoles, écartez-les avec une petite tige de bois transversalement placée au-dessous du talon. Veillez à ce que le pied reste droit et ne se renverse pas en dehors. Augmentez ou diminuez la quantité de poids.

» Le blessé meut librement le membre sain et soulève le siège de manière que l'on peut aisément satisfaire à tous les soins de propreté ; ces mouvements du tronc n'offrent, du reste, aucun inconvénient, car les fragments restent toujours en place. »

Quel est le plus recommandable de ces deux appareils ? M. Angelvin, dans sa thèse sur les fractures sus-condyliennes du fémur de 1893, conseille l'appareil de Tillaux.

A la Société de chirurgie de Paris, en 1896, M. Berger présente deux sujets atteints de fractures de Boyer et traités par l'appareil de M. Hennequin. Nous croyons utile de résumer en quelques mots leur histoire : la fracture remonte à quatre mois environ chez le premier, à trois mois pour le second. Ces fractures s'accompagnaient toutes deux d'un épanchement sanguin considérable dans l'articulation et d'un déplacement notable. Chez le premier, le fragment supérieur avait traversé le triceps et venait faire saillie au-dessus de la rotule dont le relief était effacé. Chez l'un et chez l'autre on ne pouvait ni affirmer ni exclure l'existence d'un trait de fracture intercondylien ; celui-ci était plus probable chez le second malade en raison de l'élargissement apparent du genou, mais il n'y avait pas de mobilité manifeste des condyles l'un sur l'autre. Ces deux sujets ont été traités par l'extension continue pratiquée suivant la méthode et avec l'appareil de M. Hennequin. Dans le premier cas, la consolidation a mis un peu plus de soixante jours à se produire ; elle n'en a exigé que cinquante dans le second. La consolidation s'est faite sans aucun raccourcissement, sans déformation, ni modification de l'axe du membre. Les mouvements du genou sont presque entièrement conservés dans les deux cas (la flexion dépasse l'angle droit) et on peut affirmer qu'ils reviendront complètement ; la marche se fait sans aucune claudication.

Dans la même séance, M. Quénu dit avoir traité deux fractures sus-condyliennes par l'appareil d'Hennequin avec succès, et Kirmisson déclare que ce dernier appareil est l'appareil de choix. M. Hennequin prétend que la flexion de la jambe sur la cuisse, suivant sa méthode, lutte contre la tonicité et la contraction musculaires, corrige les déplacements et prévient la raideur musculaire.

Ce qui précède montre bien que l'appareil d'Hennequin est excellent ; le seul reproche qu'on puisse lui faire c'est d'être compliqué, d'une application un peu minutieuse et de nécessiter une gouttière spéciale. Par contre, l'appareil de Tillaux est simple et à la portée de tout le monde ; chez un des malades du professeur Tédenat il a donné un très bon résultat.

Nous pouvons conclure de tout cela, qu'on aura toujours recours à l'extension continue, qu'elle se fasse dans la demi-flexion ou dans la rectitude du membre ; qu'on doit peut-être donner la préférence à l'appareil d'Hennequin toutes les fois que son application sera possible et que, dans le cas contraire, on pourra recourir à l'appareil de Tillaux.

Dans certains cas, pour plus de simplicité, on pourra encore se servir d'un appareil plâtré. Celui-ci consiste en une gouttière de tarlatane, pliée en dix ou seize épaisseurs, allant de la racine du membre jusqu'à l'articulation métatarsophalangienne. Cette gouttière laisse libre une partie de la circonférence du membre pour permettre la surveillance quotidienne du foyer de la fracture. Elle est maintenue en haut par une ceinture abdominale, et le reste de l'appareil par quelques tours de bande de tarlatane. On aura soin avant l'application de la gouttière, d'enduire le membre d'huile ou de vaseline pour éviter l'adhérence du plâtre aux poils.

Mais il ne faudra pas oublier que le *massage* reste un excellent adjuvant de ces appareils, pendant leur application (qui ne doit pas être très prolongée) et après ; il aidera à la résorption de l'épanchement du genou, et il faudra de plus, de temps en temps, faire exécuter à ce dernier de petits mouvements de flexion pour parer à l'ankylose et aux raideurs.

2º FRACTURES NÉCESSITANT L'INTERVENTION *(fractures irréductibles, fractures ouvertes)*. — Il est des cas où, quel que soit le procédé employé et malgré les manœuvres les mieux conduites, la *réduction* ne s'obtient pas.

En présence de ces cas, quelle est la conduite à suivre ? On n'aura plus évidemment recours aux anciens procédés employés contre cet accident, dont le plus curieux est celui de Bryant qui sectionnait le tendon d'Achille pour permettre au fragment inférieur, renversé en arrière, de reprendre sa place.

Faut-il, malgré le déplacement des fragments, mettre un appareil et attendre les événements, quitte à intervenir plus tard si une pseudarthrose se constitue ou si la gêne du fonctionnement du membre est considérable, ou si encore des complications immédiates, telles que compressions vasculaires, surviennent ? Ou bien faut-il intervenir tout de suite comme l'a fait, chez notre malade (observation I), M. le professeur Tédenat ?

L'intervention sanglante précoce fut discutée au Congrès français de chirurgie de 1895, pour les fractures en général.

M. Heydenreich y a fait un excellent rapport et M. Berger une remarquable communication. Quoiqu'il n'ait pas été question de la fracture de Boyer, nous croyons cependant nécessaire de citer les conclusions de M. Berger concernant les fractures articulaires et juxtaarticulaires. « Dans certaines fractures articulaires, dit-il, dans celles du genou, dans celles du coude ou, du moins, dans quelques-unes de ces fractures, l'intervention chirurgicale pourrait, bien mieux que les appareils, assurer une bonne coaptation des fragments et une consolidation sans ankylose ; mais la gravité de l'opération est assez considérable pour qu'on la réserve encore pour les cas où l'impossibilité de réduire et de maintenir est manifeste, où la limitation des mouvements de la jointure ou leur perte est presque certaine et pour qu'on n'en étende les indications que lorsque des faits probants, publiés en nombre suffisant, auront permis de juger la valeur de l'opération par ses résultats. »

Nous sommes d'avis, en nous basant sur les conclusions de M. Berger pour les fractures articulaires et surtout sur le bon résultat (observation I) de M. le professeur Tédenat, que le meilleur traitement, dans le cas d'irréductibilité bien constatée est l'*intervention chirurgicale*. Si, en effet, on appliquait, dans ces conditions, un appareil, la pseudarthrose serait la conséquence inévitable. N'est-il donc pas plus logique, puisque les opérations sous le couvert de l'antisepsie sont presque inoffensives, d'intervenir immédiatement et de prévenir ainsi cette complication pour laquelle tôt ou tard il faudra arriver à l'opération ? Enfin, l'opération permet d'ouvrir l'articulation et de la vider du sang qu'elle contient.

L'opération admise, voici la description du *procédé opératoire* tel que nous l'avons vu pratiquer par M. le professeur Tédenat : une incision verticale de huit à dix centimètres est faite au niveau de l'extrémité inférieure du fémur empiétant sur le bord supérieur de la rotule et ouvrant le cul-de-sac supérieur de la synoviale ; les caillots sont évacués.

Le fragment supérieur apparaît aussitôt, aigu, taillé en biseau très oblique, le tendon du quadriceps est sectionné à deux travers de doigt de la rotule, le fragment inférieur qui a basculé dans le creux poplité est remonté avec beaucoup de ménagements, un écarteur de Farabeuf le maintient en bonne position.

Une esquille du volume d'une phalangette est enlevée, le bec aigu du fragment supérieur est réséqué avec la cisaille d'Ollier.

Les fragments sont en contact parfait ; le fragment supérieur est perforé d'avant en arrière, un gros fil d'argent est passé.

Perforation transversale des condyles, par laquelle le fil est passé, puis tordu.

Un deuxième fil va du condyle droit troué d'avant en arrière au fragment supérieur troué latéralement.

Un surjet de catgut réunit le tendon du quadriceps. Drainage avec un tube de caoutchouc ; sutures avec des crins de Florence, pansement. Gouttière plâtrée postérieure.

Telle est la conduite opératoire habituelle ; l'enchevillement des fragments au lieu de la suture a été fait (Trendelenburg) ; d'autres ont rétabli le contact des fragments sans

suture osseuse ; la suture nous paraît cependant plus pru-
dente, plus chirurgicale.

Si la fracture est ouverte, une bonne incision devra permettre la désinfection soignée du foyer, puis la suture sera
pratiquée si on le juge nécessaire. Enfin, s'il y a blessure
d'un vaisseau, une ligature sera appliquée aussitôt. Après ces
diverses interventions une gouttière plâtrée postérieure sera
appliquée sur le membre.

Le traitement de la fracture sus-condylienne par la suture
donne de fort bons résultats ; notre observation I et l'observation de Reclus en sont la preuve.

Loin de nous, heureusement, est le temps où Hamilton
disait : « Dans un cas où le fragment supérieur traversa le
muscle, je réséquai l'os et mon malade mourut. Je ne crois
pas, je l'avoue, que je recommencerais l'opération : je préfé-
rerais faire courir à mon malade les chances d'un défaut de
consolidation ».

Pour la *pseudarthrose*, M. Reclus conseille d'essayer d'abord
les moyens simples, l'immobilisation rigoureuse, les frictions,
le massage du membre, les injections iodées dans le foyer
de la pseudarthrose. Si ces moyens échouent, on aura recours,
comme pour l'irréductibilité, à la résection suivie de suture
osseuse. Ce procédé a été employé avec succès par M. Reclus sur la malade de notre observation III.

Ollier est le grand défenseur de la résection : « La résection, écrit-il, doit être l'opération de choix, en particulier
dans les pseudarthroses par interposition musculaire qui ne
peuvent guérir ni par la consolidation spontanée, ni par
l'irritation méthodique des tissus ossifiables. C'est là qu'est
l'indication la plus nette de la résection, car, dès que le
malade n'arrive pas à marcher avec un appareil de contention,
il n'y a en dehors de la résection que l'amputation à lui pro-

poser. » Il considère aussi la suture osseuse comme le meilleur moyen d'immobilisation.

M. Tillaux, dans son traité de chirurgie clinique et dans sa communication au Congrès de chirurgie de 1888, s'élève contre la résection et la suture osseuse. « Par la suture osseuse, dit-il, on se propose le double but de maintenir les fragments immobiles et bout à bout ; or, ni l'immobilité absolue, ni le contact bout à bout des fragments ne sont indispensables à la consolidation osseuse. La vraie cause de la pseudarthrose, cause locale j'entends, c'est l'interposition d'un faisceau musculaire entre les fragments ; aussi est-ce la section de cette bride qu'il faudra principalement viser dans la pseudarthrose du fémur.

Si donc la résection des fragments avec la suture osseuse crée le réel danger qui est exprimé par les statistiques, sans apporter avec elle le bénéfice des conditions qui sont indispensables à la consolidation, il est utile d'y renoncer. Pour moi, j'estime qu'après avoir incisé les parties molles jusqu'au foyer de la pseudarthrose et détruit la bride musculaire, il suffit de rafraîchir les fragments, d'en aviver au besoin la surface avec la gouge et le maillet, de drainer, de suturer les parties molles et d'appliquer l'extension continue. Cette manière d'agir est justifiée par un succès que j'ai obtenu chez une femme de 66 ans ayant une pseudarthrose datant d'un an et qui a été complètement guérie en 70 jours. »

Le procédé de M. Tillaux est sans doute simple, mais il n'assure pas le contact exact, le relèvement du fragment inférieur aussi bien que la suture osseuse.

L'*hydarthrose* ne réclame pas de traitement spécial ; tout au plus si le gonflement est considérable, il faudra attendre quelques jours avant d'appliquer l'appareil.

L'*arthrite* disparaît également d'elle-même ; si la suppuration survient,on fera l'arthrotomie avec lavages antiseptiques de l'articulation.

Dans toutes ces méthodes de traitement, il faudra se méfier de la *gangrène* du pied, qu'on doit s'efforcer de prévenir par une bonne réduction des fragments et par une compression, bien entendue, au niveau du creux poplité.

Si le *cal* est volumineux, et gêne considérablement les mouvements du membre, on en pratiquera la résection.

Enfin *les raideurs et l'ankylose* seront traitées par les mouvements méthodiques de flexion et d'extension, imprimés au membre le plus tôt possible, et le massage.

OBSERVATIONS

OBSERVATION PREMIÈRE

(Recueillie dans le service de M. le professeur Tédenat.)

Fracture sus-condylienne du fémur. — Déplacement du fragment inférieur en
arrière. — Embrochement du muscle quadriceps. — Suture osseuse. — Guérison.

R... Marie, âgée de 30 ans, ayant subi, il y a cinq ans,
l'hystérectomie abdominale totale pour suppurations annexiel-
les (M. Tédenat), fait, le 30 mars 1902, une chute dans un
escalier et tombe sur le genou droit ; elle ne peut se relever
ni marcher, et est portée aussitôt à l'hôpital. La malade
ressent de très vives douleurs et le genou se tuméfie immédiatement.

Le genou droit, globuleux, très gros, porte à sa partie
interne et postérieure des ecchymoses très étendues et quelques phlyctènes. Il existe une dépression en forme de gouttière transversale à deux centimètres au-dessus de la rotule,
les mouvements réveillent une vive douleur, la tuméfaction
péri-articulaire et l'hémarthrose rendent difficile l'exploration.
On pratique l'enveloppement ouato-caoutchouté de la région,
on met une attelle de Bœckel et l'on élève légèrement le
membre.

Cinq jours après, le gonflement a fort diminué et l'exa-

men donna les renseignements suivants : la rotule est intacte ;
au dessus du condyle, il existe une dépression, au niveau
de laquelle on sent l'arête aiguë du fragment supérieur qui a
embroché le muscle et la face profonde de la peau, déter-
minant ainsi la gouttière que nous avons signalée ; dans le
creux poplité, on sent le fragment inférieur qui a basculé en
arrière. Il s'agissait donc bien d'une fracture sus-condylienne.

La radiographie, faite par MM. Imbert et Gagnières,
confirme, d'ailleurs, les résultats de l'examen clinique : le
trait de fracture est oblique en bas et en avant ; le fragment
supérieur est taillé en biseau aux dépens de sa face postérieure ; le fragment inférieur, taillé inversement, a basculé
dans le creux poplité.

La perforation imminente des téguments, l'interposition
musculaire, le voisinage, dangereux pour le contenu du creux
poplité, du fragment inférieur, décident M. le professeur
Tédenat à intervenir. Une incision met à nu les fragments
osseux, l'articulation ouverte laisse échapper du sang en
quantité considérable ; le fragment supérieur, très aigu, est
réséqué sur deux centimètres ; une esquille assez grosse est
enlevée ; les fragments mis en contact sont réunis par deux
gros fils d'argent ; le tendon du quadriceps est suturé par un
surjet de catgut ; sutures, pansements, gouttière plâtrée
postérieure ; notons qu'il existait, en outre, sur la face antérieure du condyle droit, une fente verticale où le cartilage
était absent.

Les suites opératoires de la malade sont simples et ne
renferment aucun incident digne d'être signalé. La malade
est sortie en octobre complètement cicatrisée, ayant subi de
nombreuses séances de massage, et avec une articulation
encore enraidie ; la flexion est limitée, cependant les progrès
sont tels que la marche est déjà possible et paraît devoir
être facile sous peu.

OBSERVATION II

(Recueillie dans le service du professeur Tédenat)

S... Fulcrand, âgé de 46 ans, est attaqué, la nuit, par deux individus et reçoit un coup de pied à la partie inférieure de la cuisse droite. Il est apporté le lendemain (14 mars 1892), dans le service de M. le professeur Tédenat, et l'on constate les lésions suivantes : l'articulation paraît intacte, ainsi que la rotule ; au-dessus des condyles il existe un foyer de fracture ; l'extrémité inférieure du fragment supérieur est nettement perçue ; en arrière, on sent que le fragment inférieur a basculé dans le creux poplité ainsi que le montre la radiographie du membre.

Une compression ouatée très douce est faite au niveau du creux poplité et une gouttière métallique est mise sous le membre ; de plus, on fait l'extension continue.

Ce traitement est très bien supporté, l'appareil est enlevé trente jours après, le cal est déjà très net ; on commence à mobiliser le genou et à masser le membre ; le 8 mai, le malade sort, marchant très bien et jouissant de tous ses mouvements.

OBSERVATION III

(Communiquée par M. Reclus)

Adrienne F..., 48 ans, papetière, entre le 19 novembre 1892 à la Pitié, salle Gerdy, lit n° 6.

La malade ne présente rien de particulier dans ses antécédents héréditaires ou personnels.

Le 19 novembre, à 9 heures du soir, en descendant un

escalier, elle tombe d'une hauteur de trois marches sur le genou droit. Elle essaie inutilement de se relever ; on la transporte à l'hôpital, où l'interne de garde constate une fracture de l'extrémité inférieure du fémur droit siégeant au-dessus des condyles. Cette fracture était compliquée : en effet, le fragment supérieur, esquilleux, dentelé, avait perforé les muscles et la peau, sans occasionner de lésions des vaisseaux ni des nerfs. L'interne place le membre dans une gouttière et fait un pansement sur la plaie.

Le 20, pendant la visite, M. Polaillon constate la gravité de la fracture et essaie de remettre les fragments au contact ; mais la douleur est trop vive et la malade se contracte. On a recours au chloroforme. On régularise l'extrémité esquilleuse du fragment supérieur ; on croit avoir fait la réduction complète et un appareil plâtré est appliqué. Cet appareil s'étend de la racine du membre inférieur à l'articulation médio-tarsienne. En outre, on pose un appareil à extension conti-nue avec un poids de 3 kilogrammes. On pratique enfin une fenêtre dans l'appareil plâtré pour panser la plaie ; on renouvelle les pansements tous les sept jours.

Au mois de janvier 1893, M. Reclus, qui avait pris le service de M. Polaillon, enlève l'appareil plâtré, examine le cal et n'en trouve pas ; la mobilité des deux fragments est nette. Avant d'essayer une intervention quelconque, on traite la fracture par les bains d'eau chaude et le massage.

Dans les jours qui suivent, la malade se plaint de douleurs au niveau de l'extrémité du fragment supérieur : sans doute, ce fragment perfore les muscles.

Le 2 février, M. Reclus se décide à intervenir.

Opération. — Au niveau de la fracture, incision en U, semblable à celle qu'on fait pour la suture de la rotule.

On met à découvert l'extrémité inférieure du fragment supérieur qui est sous-cutané. Le trait de fracture est recouvert de tissu graisseux, fibreux et de moelle osseuse, qui voilent les déchirures et les irrégularités de cette extrémité taillée en biseau aux dépens de la face postérieure. Cette pointe osseuse, en bec de flûte, a traversé, par une suite de boutonnières, le triceps fémoral qui se trouve appliqué sur le fragment inférieur, de telle sorte qu'entre la surface de l'os et le fragment supérieur se trouve ce muscle. Du reste, ce fragment supérieur a traversé le muscle de telle façon que son bord antérieur ne correspond pas à la surface cruentée du fragment inférieur. Celui-ci, recouvert par des muscles, des tendons, des travées de tissu fibreux, fait saillie dans le creux poplité, et l'on ne parvient à le dégager qu'après avoir fortement fléchi la jambe et l'avoir mise au contact avec la face postérieure de la cuisse et après résection de 3 à 4 centimètres du fragment supérieur.

On avive les deux biseaux des deux fragments avec la curette tranchante ; les muscles, les tissus néoformés sont enlevés.

Il existe encore un chevauchement du fragment supérieur sur l'inférieur, et les deux surfaces ne se correspondent pas. On doit alors, avant de pratiquer la suture osseuse, continuer la résection du fragment supérieur, et on en enlève 3 centimètres environ.

On met un fil d'argent pour unir les fragments et les mettre en contact. Suture de la peau et des parties molles ; pansement sans drainage, appareil plâtré.

Le 24e jour, l'appareil plâtré est enlevé. On trouve la réunion cutanée absolument parfaite dans les trois quarts environ de la demi-circonférence. Vers la partie interne seulement, il s'est fait une ulcération superficielle de quelques fils de suture. Lorsqu'on examine l'os vers le foyer traumatique, on le trouve épaissi, volumineux, et le cal paraît solide. On ne constate aucune espèce de mouvements de latéralité, point assez difficile à établir, du reste, à cause de la proximité de la jointure. La consolidation, néanmoins, paraît parfaite. Les mouvements de l'articulation du genou sont très limités, et les premiers moments de la flexion se trouvent arrêtés par une douleur aiguë. Un petit pansement est appliqué sur les ulcérations, et la jambe est laissée libre dans une gouttière.

Depuis, la consolidation subsiste. Le massage et la bande élastique ramènent la tonicité musculaire ; l'atrophie disparaît chaque jour. La malade n'ose essayer de marcher, malgré la recommandation qui lui est faite de circuler le plus possible.

Actuellement (avril 93), le membre paraît raccourci, et lorsqu'on le mesure de l'épine iliaque antérieure et supérieure à la malléole interne, on trouve un raccourcissement de 5 centimètres. La consolidation au niveau de la fracture est complète, mais le cal est extrêmement volumineux ; il forme comme une masse osseuse, sur laquelle les parties molles, très peu abondantes, ne glissent pas avec facilité. La rotule est presque immobilisée au devant de l'articulation, le muscle triceps semble s'insérer aussi bien sur l'extrémité inférieure du fémur que sur la rotule elle-même.

Lorsqu'on prend la mesure de la circonférence du genou, au niveau des condyles, on trouve 2 centimètres 1/2 de plus du côté fracturé que du côté sain.

L'articulation ne jouit pas de tous ses mouvements, et la flexion est arrêtée après un très court trajet. Mais le membre est solide, et la malade, qui commence déjà à marcher, pourra, avec ou sans talon, progresser dans la marche.

La malade sort de l'hôpital le 15 avril 1893. Nous l'avons revue le 13 mai ; le cal est toujours volumineux, et la circonférence du genou, au-dessus des condyles, est encore de 2 centimètres 1/2 supérieure à celle du côté sain. Les mouvements de flexion de l'articulation ont un peu augmenté d'amplitude, et les muscles reprennent peu à peu leur tonicité. La malade marche sans soutien.

OBSERVATION IV

(Professeur Chalot)

P... Camille, 74 ans, cultivateur, salle Saint-Lazare, n° 13.

Le 19 novembre 1894, renversé par un omnibus, il eut la cuisse gauche prise sous les roues du véhicule et ne put se relever. Transporté à l'hôpital dans la soirée, voici ce que l'on constate : léger épanchement au niveau du genou, douleur vive siégeant au-dessus de la rotule et s'exaspérant par la pression et le moindre mouvement ; rotation du pied en dehors ; impossibilité chez le malade de détacher le talon du plan du lit. Sur le côté externe, à 4 ou 5 centimètres du condyle, se trouve une petite plaie non pénétrante. En saisissant la cuisse, d'une main, à la partie moyenne, de l'autre, à la partie inférieure, et en imprimant ainsi quelques légers mouvements, on perçoit une crépitation très nette au-dessus du genou. Le membre est mis dans une gouttière.

Le lendemain, à la visite, le malade est examiné de nouveau, et, bien qu'on s'abstienne autant que possible, vu l'âge et la faiblesse du sujet, de toute manœuvre violente, on peut se rendre compte de la direction du trait de la fracture. Ce dernier part du bord externe, à 8 centimètres environ de l'extrémité inférieure du condyle, se dirige obliquement en bas et en avant, et, arrivé vers la partie moyenne, se porte transversalement en dedans. Le fragment supérieur est légèrement déplacé en avant et en dedans. La rotule est intacte et à sa place. Pendant qu'un aide fixe le thorax, on pratique

4

l'extension de la jambe afin d'obtenir la réduction de la fracture et la coaptation parfaite des fragments. On applique ensuite une gouttière plâtrée, s'étendant de la région métatarso-phalangienne à la crête iliaque, entourant le pied fléchi à angle droit, la jambe et la cuisse dans les 9 dixièmes seulement de leur circonférence, de façon à laisser libre une partie de leur face antérieure. L'appareil est maintenu en haut par une ceinture plâtrée abdominale ; de la sorte, le bassin est solidement fixé et l'immobilité du membre est assurée.

On pratique une fenêtre à l'appareil, afin de pouvoir panser la plaie qui siège à la face externe et au-dessus du genou.

Les jours suivants, le malade est pris de phénomènes généraux graves, mais d'assez courte durée : adynamie, inappétence, fièvre légère. On ne constate pas de changement de coloration du côté des orteils.

A partir du 27, l'état général devient satisfaisant. Le malade supporte très bien son appareil, qui est laissé en place pendant deux mois et demi.

Le 2 février, la consolidation est complète ; on imprime quelques mouvements à l'articulation pour éviter la raideur. Le cal n'est pas volumineux, il existe simplement un peu d'arthrite sèche, qui se traduit par des craquements au-dessus de la rotule quand on imprime au genou des mouvements de flexion, et une légère douleur accusée par le malade.

Le 6, celui-ci commence à se lever ; on le soutient pour lui faire faire quelques pas. Ces exercices, de même que les mouvements de flexion du genou sont renouvelés tous les jours.

Le 15, la marche devient assez facile à l'aide d'une béquille. Les mouvements de flexion augmentent chaque jour d'amplitude ; les craquements diminuent dans l'articulation.

Le 3 mars, le malade marche sans appui.

Il ne persiste qu'une légère déviation du pied en dedans

et un peu de claudication. Nous avons mesuré le membre à l'aide du mètre ruban, en prenant comme points de repère, d'une part la saillie arrondie de l'épine iliaque antéro-supérieure, de l'autre l'extrémité inférieure de la malléole externe et nous avons trouvé un raccourcissement de deux centimètres et demi seulement.

Le lendemain, 4 mars, le malade demande à sortir de l'hôpital.

Nous l'avons revu encore tout dernièrement; son état s'améliore de jour en jour, la marche devient facile, les mouvements de l'articulation sont revenus en grande partie.

OBSERVATION V

(Résumée.)

(Trélat, communiquée par Malgaigne.)

Barthélemy Maraudel, 26 ans, homme de peine, entre le 28 février 1854 à Saint-Louis pour une fracture du fémur, siégeant immédiatement au-dessus des condyles, et une fracture de l'extrémité supérieure du tibia.

La fracture du fémur est accompagnée d'une déformation complète du genou ; en avant et à trois travers de doigt au-dessus de la rotule, se voit la saillie de l'extrémité inférieure du fragment supérieur, tandis qu'en arrière, dans le creux du jarret, on sent l'extrémité supérieure du fragment inférieur.

Hémorragies. Arthrite purulente. Gangrène. Mort le 11 mars.

A l'autopsie, on trouve une fracture du fémur de haut en bas et d'arrière en avant, à quatre travers de doigt au-dessus des condyles ; l'extrémité inférieure du fragment supérieur est en avant ; l'extrémité supérieure du fragment inférieur en arrière, dans le creux poplité ; le condyle externe est fracturé dans son tiers postérieur.

Observation VI

(Professeur Chalot, thèse de Ricaud, 1895.)

Le nommé X..., 75 ans, demeurant à Toulouse, s'est fracturé le fémur droit au-dessus du genou, le 3 mai 1892, en tombant dans une trappe sur les bords de laquelle il put se retenir avec les mains. On fut obligé de venir le dégager. Le malade s'aperçut aussitôt qu'il ne pouvait remuer la jambe droite.

Transporté dans son lit, il s'est livré aux soins d'un rebouteur qui, après des manœuvres étranges de réduction, a mis le membre dans un appareil des plus rudimentaires, consistant dans une attelle postérieure longue de 50 cent., large de 5 cent., et une attelle antérieure d'égales dimensions, le tout maintenu par trois liens circulaires.

Le 30 juillet, c'est-à-dire quatre-vingt-six jours après l'accident, M. Chalot, appelé auprès du malade, constata l'existence d'une fracture sus-condylienne intra et extra-articulaire, oblique de haut en bas, de dehors en dedans et d'arrière en avant. La consolidation était complète ; à la partie antéro-interne de la cuisse, un peu au-dessus du genou, se trouvait un cal énorme. L'ankylose était complète, la jambe fortement fléchie sur la cuisse et le pied complètement dévié en dehors. Le raccourcissement atteignait 17 centimètres. La marche était impossible.

En présence d'un résultat aussi déplorable, M. Chalot songe un instant à faire la résection du cal, suivie de la suture osseuse ; mais il est obligé de renoncer à cette idée, vu le mauvais état général et l'âge avancé du sujet. Il pratique la mobilisation du genou et applique ensuite une gouttière plâtrée enveloppant le pied, la jambe, la cuisse et se trouvant maintenue en haut par une ceinture abdominale. L'appareil qui, d'ailleurs, est très bien supporté, est laissé en place pendant 21 jours. Le 30 août, on l'enlève et on imprime des mouvements à l'articulation : le raccourcissement n'était plus que de douze centimètres.

M. Chalot conseille au malade des mouvements de flexion fréquemment répétés.

Nous avons vu le sujet pour la première fois, le 2 mars 1895, c'est-à-dire près de trois ans après l'accident, et voici ce que nous avons observé : la rotule est déjetée en dedans, le condyle interne est nettement hypertrophié, on sent à cet endroit un cal énorme, ce qui simule un *genu valgum* très prononcé. En faisant rapprocher les cuisses du malade, on voit que la malléole interne du côté droit est à 15 centimètres de celle du côté opposé. L'ankylose est à peu près complète, mais le membre est dans la rectitude ; on perçoit des craquements au niveau de l'articulation. Le pied droit est tellement dévié en dehors que le talon vient frotter contre la malléole interne du pied gauche. On conçoit combien la marche est difficile dans ces conditions, même à l'aide d'une canne ; elle ne peut être longtemps prolongée, le malade éprouvant bientôt de vives douleurs au niveau du point fracturé.

OBSERVATION VII

(Broca. — Société de Chirurgie, 28 janvier 1857.)

Un homme que je soignai à la Charité pour une fracture siégeant immédiatement au-dessus des condyles fémoraux, présentait une mobilité extrême du fragment inférieur, sans douleur et sans qu'on perçût la crépitation. Le déplacement indiqué par Boyer était là exagéré, c'est-à-dire que la portion condylienne avait basculé en arrière, au point même que la surface de la fracture regardait directement dans le jarret.

Réduction par flexion forcée de la jambe sur la cuisse. — Traitement par extension sur le double plan incliné. — Guérison sans ankylose.

Observation VIII

(Richet. — Séance de la Société de Chirurgie, du 18 juillet 1860.)

Un homme de 48 ans est renversé par une voiture et jeté contre la devanture d'une boutique. Il ne peut se relever et est transporté à l'hôpital Saint-Louis.

La rotule, inclinée en arrière et de bas en haut, est surmontée d'une notable dépression. A deux travers de doigt de son bord supérieur on sent la saillie osseuse, à bords mousses, du fragment supérieur et dans le creux poplité une saillie arrondie qui n'est autre que l'extrémité supérieure du fragment inférieur dont la hauteur est de 12 centimètres. Pas de crépitation, léger épanchement articulaire. Raccourcissement de 5 centimètres. Contracture des muscles du mollet.

La réduction du fragment inférieur est impossible. On place un coussin conique dans le jarret. Guérison par cal latéral, avec saillie considérable en arrière du fragment inférieur. Raccourcissement de 3 centimètres.

Observation IX

(Gosselin — Société de Chirurgie, 1858, au nom du docteur Lizé, du Mans.)

Homme de 34 ans, chute dans un fossé de deux mètres de profondeur, le 16 mars 1855, produisant une fracture du fémur droit à trois travers de doigt au-dessus des condyles. Cette fracture présentait une double complication : d'une part, le fragment supérieur, terminé en pointe, faisait issue à travers les chairs, à la partie antérieure de la cuisse ; d'une autre part, les deux condyles fémoraux étaient mobiles l'un sur l'autre, ce qui était l'indice d'une fracture verticale pénétrant dans l'articulation. Les deux parties du fragment inférieur étaient renversées en arrière et faisaient saillie dans le creux du jarret.

Après des efforts infructueux de réduction, M. Janin, chirurgien en chef de l'Hôtel-Dieu du Mans, fut obligé de pratiquer la résection du fragment supérieur. La réduction fut alors obtenue.

Le membre fut placé dans l'appareil à extension de Desault. De graves accidents, une inflammation diffuse et une suppuration disséminée sur plusieurs points se manifestèrent bientôt. Il fallut pratiquer des ouvertures au jarret, à la cuisse, et jusqu'au niveau du grand trochanter. L'amputation, proposée à plusieurs reprises, fut enfin acceptée par le malade ; mais elle fut inutile, et la mort survint le 22 mai 1855, environ deux mois après l'accident.

Autopsie du membre amputé. — La capsule de l'articulation du genou est presque entièrement détruite, ainsi que les cartilages d'encroûtement des condyles du fémur et de la rotule. On trouve encore dans l'articulation quelques débris des cartilages semi-lunaires, de vastes fusées purulentes partant du foyer de la fracture, remontant entre les muscles et à la surface du fémur, jusqu'au-dessous du point où l'amputation de la cuisse a été pratiquée. Le périoste du fémur est presque partout détruit, et le pus repose directement sur le tissu osseux. La jambe est également infiltrée de pus, et le jarret est entièrement ravagé par la suppuration.

Les fragments du fémur ont été desséchés après macéra-

tion. M. Gosselin, au nom de M. Lizé, place ces pièces sous
les yeux de la Société. Il y a d'abord sur la partie inférieure
de la diaphyse du fémur un trait de fracture très oblique de
haut en bas et d'arrière en avant, et présentant la plus grande
ressemblance avec ces fractures en coin dont il a été si souvent question devant la Société. La pointe du fragment supérieur est située en avant ; elle est assez aiguë ; c'est elle
qui a perforé la peau. En outre, un trait de fracture à peu
près vertical, séparant les deux condyles, s'étend de l'échancrure intercondylienne jusqu'au sommet de l'angle rentrant
que le trait de la fracture forme sur le fragment inférieur. En
rapprochant ces trois fragments l'un de l'autre, on est autorisé
à penser que la fracture verticale a été produite par la pointe
du fragment supérieur du fémur, agissant sur le fragment
inférieur et le faisant éclater à la manière d'un coin.

OBSERVATION X

(Lucas-Championnière. — *Bulletin de la Société anatomique*, 1868).

M. Lucas-Championnière présente une fracture de l'extrémité inférieure du fémur provenant d'un vieillard de 73 ans,
qui a succombé vingt jours après l'accident. Lorsque le
blessé fut amené à l'hôpital, on constata un raccourcissement
du membre de 12 centimètres. Les fragments n'étaient pas en
contact l'un avec l'autre ; le fragment inférieur était renversé
en arrière.

On place le membre dans une gouttière, tout autre appareil étant inapplicable par suite d'un abcès variqueux considérable. Peu après l'accident, il se forme un vaste foyer de
suppuration au niveau de la fracture. *L'autopsie* démontra
qu'il n'y avait aucune trace de travail réparateur ; le périoste
de l'extrémité des fragments était à peine épaissi.

OBSERVATION XI

(Philippe. — *Société médicale d'émulation*, 6 août 1870)

Le nommé A..., 51 ans, tombe de voiture le 3 avril : la roue lui passe sur la cuisse droite et détermine une fracture sus-condylienne ; le fragment supérieur fait une saillie très prononcée en avant, le fragment inférieur est renversé dans le jarret.

La réduction ne peut être faite complètement à cause de la contracture violente des muscles.

Le 4, la réduction est complète, mais les jours suivants on est obligé plusieurs fois de repousser en avant le fragment inférieur qui tend toujours à se déplacer.

Guérison en trois mois, avec cal volumineux et légère ankylose du genou.

OBSERVATION XII

(Ed. Albert. — *Wiener medizinische Presse*, 1871, n° 22.)

A. F..., 16 ans, souffrait, dit-il, depuis 10 semaines, d'une inflammation du genou, laquelle, dans les trois dernières semaines surtout, était plus violente. Le 15 octobre 1871, il sortit pour la première fois, sur les conseils du médecin ; il glissa de la jambe droite saine et tomba sur le genou gauche malade, de telle façon que le tronc se renversa en arrière et que son talon vint sous les fesses. A la clinique, nous trouvons le genou gauche très peu tuméfié ; sur le bord supérieur de la rotule, presque sous la peau, le bout inférieur un peu tranchant du fragment supérieur ; dans le creux du jarret, mais confusément, un trait de fracture allant de haut en bas et de dehors en dedans, et l'extrémité supérieure du fragment inférieur. Raccourcissement de 6 centimètres ; crépitation, mobilité anormale. Il semblait, à l'exploration, que les muscles fléchisseurs de l'articulation du genou entraient instantanément en violente contraction dès qu'on essayait de passer de l'extension à la flexion. Extension au moyen de l'appareil Dumreicher.

Résultat : consolidation complète au bout de 9 semaines ; raccourcissement de trois centimètres ; saillie du fragment supérieur au-dessus de la rotule ; mobilité du genou conservée ; le malade peut plier le genou sans douleur.

Observation XIII

(Péan. — Leçons de clinique chirurgicale)

Edouard D..., 47 ans, encaveur, entre le 29 septembre 1883, salle Nélaton. Il a été renversé par une pièce de vin qui lui a passé sur la cuisse gauche et n'a pu se relever.

Impuissance du membre. Rotation légère du pied en dedans. Fracture oblique en bas et en avant, siégeant à 4 cent. au-dessus des condyles, saillie en avant du fragment supérieur. Réduction. Appareil plâtré.

5 novembre. — Nouvel appareil que l'on enlève le 20 décembre. Consolidation avec 1 cent. de raccourcissement.

Observation XIV

(Hamilton. — Traité des fractures et luxations)

M. J..., 70 ans, tombe dans un escalier le 29 novembre 1879 et se fracture le fémur gauche, près des condyles. Transporté à l'hôpital le même jour, on constate un raccourcissement du membre de 5 centimètres. L'extrémité inférieure du fragment supérieur avait perforé le triceps et était arrivée sous la peau. Malgré les tentatives de réduction sous l'anesthésie, l'extrémité de l'os reste fixée au tendon.

Traitement par l'extension (10 kilogr.).

Le 19 décembre, résection de 4 centimètres de l'extrémité du fragment supérieur. Appareil plâtré avec fenêtre au niveau de la plaie. Le lendemain, ouverture de l'appareil, à cause de l'apparition d'un gonflement considérable. Trois jours après, plaques de gangrène au niveau du sacrum et sur plusieurs autres points du corps. Mort le 25 décembre.

OBSERVATION XV

(Bompard. — Service de Richet)

Becque, 33 ans, menuisier, entre le 20 janvier 1873 à l'Hôtel-Dieu, pour fracture du fémur gauche à 4 centimètres de l'articulation. Le fragment supérieur est attiré en haut et un peu en dehors ; si on place la main dans le creux du jarret, on sent manifestement une tumeur formée par l'extrémité supérieure du fragment inférieur qui a basculé en arrière.

Coaptation des fragments en enfonçant la main dans le creux poplité pour refouler en haut le fragment inférieur, et extension en même temps.

Le 22 janvier, déplacement des fragments.

Le 19 février, on sent toujours le fragment inférieur dans le creux poplité. Le cal est très mou.

Le 22 mars, le cal paraissant solide, on enlève l'appareil ; le lendemain, à la suite de mouvements du malade, le cal se fracture.

L'observation s'arrête au commencement d'avril.

Observation XVI

(Bompard. — Communiquée par Richet.)

J.-B. Meunier, 48 ans, charretier, entre à l'hôpital Saint-Louis le 3 décembre 1859, pour une fracture du fémur gauche, à 6 centimètres au-dessus de la rotule. On trouve à ce niveau une saillie s'arrêtant brusquement en bas, et se continuant en haut avec le corps de l'os; c'est l'extrémité inférieure du fragment supérieur soulevé au-dessous du droit antérieur.

A la face postérieure de la cuisse, on trouve une autre saillie volumineuse qui paraît arrondie, recouverte qu'elle est par les parties molles. En imprimant des mouvements au membre blessé, on voit que c'est le fragment inférieur qui a été renversé en arrière et qui fait saillie dans le creux poplité.

On applique un appareil de Scultet avec fort tampon d'ouate dans le creux poplité pour s'opposer au déplacement du fragment inférieur.

Mais ce déplacement persiste, avec solidification du cal.

Le 18 février, le malade sort de l'hôpital.

Observation XVII

(Péan. — Leçons de clinique chirurgicale.)

S... Pierre, 40 ans, entre à l'hôpital le 2 octobre 1884. Le même jour, il a fait une chute de sa hauteur, d'où fracture transversale de la cuisse gauche, à trois travers de doigt au-dessus de la rotule.

Le lendemain, épanchement considérable. Traité par l'extension continue (bandelettes de diachylon).

Le 19 décembre, la consolidation est complète, mais avec un cal volumineux.

OBSERVATION XVIII

(Péan. — Leçons de clinique chirurgicale.)

L..., 6 ans et demi, tombe, le 2 juillet 1884, d'une hauteur de trois à quatre mètres. Le genou gauche porte sur une pierre.

A son entrée à l'hôpital, le même jour, on constate l'existence d'une fracture siégeant immédiatement au-dessus des condyles.

Léger raccourcissement. Epanchement au niveau de l'articulation. Compresses résolutives.

Le 4 juillet, appareil plâtré et extension continue avec un poids de un kilogramme.

Le 7, nouvel appareil avec poids de 1.500 grammes.

Le 10 août, consolidation parfaite. Pas de raccourcissement ; le pied est légèrement en abduction.

OBSERVATION XIX

(Péan. — Leçons de clinique chirurgicale.)

Entrée à l'hôpital : 23 janvier 1882.

Cuisse droite écrasée par un tombereau, d'où fracture sus-condylienne oblique en dehors et en bas. Chevauchement du fragment supérieur et renversement en arrière du fragment inférieur.

Le 1er février, réduction, extension continue et appareil de Scultet.

Au bout de huit jours, on enlève l'appareil et on constate

l'existence d'un abcès siégeant à la partie inférieure et externe et en communication avec la fracture.

Lavages antiseptiques, drainage et application d'un appareil plâtré donnant une immobilité absolue et permettant en même temps de panser la plaie.

Le 1ᵉʳ mars, plaie guérie. On renouvelle l'appareil.

15 mai. — Consolidation parfaite. Cal un peu exubérant. Raccourcissement : 2 centimètres. Marche possible avec des béquilles.

Observation XX

(Trèves — *Bristish medical journal*, 1883)

R... P..., 33 ans, entré à London Hospital le 13 novembre 1879, pour une fracture du fémur droit siégeant à environ deux pouces au-dessus des condyles. L'extrémité inférieure du fragment supérieur était projetée en avant et était sensible sous la peau ; le fragment inférieur était rejeté en arrière dans le creux poplité.

La cuisse fut placée d'abord sur un double plan incliné, après réduction. Mais on remarque bientôt que les fragments ne restaient pas au contact. Le 16 novembre, on sectionne le tendon d'Achille et on pratique l'extension continue avec un poids de quarante livres. Les fragments furent presque immédiatement amenés dans une bonne position. La consolidation se fit avec ankylose du genou et raccourcissement d'un pouce, et le malade quitta l'hôpital le premier mars.

Observation XXI

(Péfaire. — *Revue de chirurgie*, 1889)

Le nommé T... (Louis-Auguste), 47 ans, a eu la cuisse droite prise sous un madrier le 24 octobre 1887. Il est transporté à l'hôpital le même jour. A son entrée, on constate une fracture au tiers inférieur. Epanchement considérable dans les tissus environnants. Douleur vive dans la région poplitée et au-dessus du genou.

Température de la jambe et du pied considérablement abaissée. Pas de battement dans la tibiale postérieure ni dans la pédieuse.

Le membre est placé dans une gouttière. On a soin d'éviter toute compression. Le 27, on enveloppe la cuisse d'une épaisse couche de ouate, et on place des boules d'eau chaude autour de la jambe.

Les jours suivants, fièvre légère, agitation, insomnie.

3 novembre. — On défait l'appareil ; le talon et les orteils sont momifiés. Sur la partie externe de la jambe on voit trois larges phlyctènes brunâtres, remplies de sérosité. Poudres antiseptiques.

Le membre est remis dans la gouttière d'Hennequin et soumis à une traction de un kilogramme; Le 10 novembre, on porte le poids à 4 kilogrammes ; le 17, on le réduit à 2 kilogrammes.

2 décembre. — Les escarres commencent à s'éliminer. La fracture est consolidée, l'état général est bon.

12 décembre. — Amputation de la jambe au tiers supérieur. Guérison le 22 janvier.

OBSERVATION XXII

(Hamilton. — Traité des fractures)

T.-A... (Georges), 7 ans, se fracture la cuisse droite le 18 mai 1854, immédiatement au-dessus du genou, en sautant d'un banc haut d'environ trois pieds. Fracture oblique en bas et en arrière.

Réduction par l'extension du membre. Application d'un appareil formé d'attelles latérales et d'un bandage roulé. Le membre est ensuite placé sur un double plan incliné.

Le troisième jour, les orteils étaient froids et offraient une pâleur anormale. On supprime tout appareil pour essayer de sauver le membre.

Quelque temps après, mortification du pied ; la chute des escarres laissa à nu les os du tarse. Consolidation de la fracture, mais avec chevauchement et déformations considérables.

L'enfant fut revu le 26 février 1856 : l'extrémité supérieure aiguë du fragment inférieur s'appuyait exactement contre la face antérieure du fragment supérieur. A la face postérieure du membre, l'extrémité inférieure du fragment postérieur absolument tranchante, faisait saillie en bas et en arrière dans le creux poplité. La fracture commençait en arrière, à 3 cent. au-dessus de l'articulation, et se terminait en avant, à 8 ou 9 centimètres au-dessus. Raccourcissement, 2 cent. 1/2. Mouvements du genou absolument libres. Marche assez facile, sans canne. Jambe amaigrie ; moitié antérieure du pied emportée par la gangrène.

Observation XXIII

(Amesbury et Travers. — Béranger-Féraud, Obs. 6.)

Homme 29 ans, en 1823, fracture transversale du fémur au-dessus des condyles depuis 4 mois ; compression et immobilisation des fragments ; appareil d'Amesbury, 3 mois ; guérison.

Observation XXIV

(Guersant. *Journal conn. méd.-chir.* 1838. Béranger-Féraud. Obs. 89.)

Chaumont (Pierre), 46 ans, entré le 22 juin 1838, pour une fracture de la cuisse droite un peu au-dessus de la rotule, au-dessous d'une précédente fracture consolidée ; peu docile, dérangeant souvent son appareil ; neuf semaines après, pas de consolidation.

Le 17 août 1838, les fragments étaient très mobiles ; il s'était formé un abcès au côté externe de la cuisse ; suppuration abondante et bientôt frissons, amaigrissement, si bien que M. Guersant se décide à l'amputation.

Amputation faite sur le cal de la première fracture, qui est bien consolidée ; la fracture non consolidée est un bec de flûte, le malade a une gangrène du moignon et meurt le septième jour de l'amputation.

Autopsie du membre. — La fracture consolidée était oblique de haut en bas et de dedans en dehors ; la consolidation était vicieuse. La fracture non consolidée était immédiatement au-dessous de l'ancienne, et elle avait lieu de haut en bas et d'avant en arrière, à trois pouces environ au-dessus de la rotule.

Observation XXV

(Holt. Lauret 1849. — Béranger-Féraud, Obs. 102.)

Homme 40 ans, en 1849, fémur gauche, un pouce au-dessus des condyles, 20 mois, amputation à lambeaux, division de l'os dans la fausse articulation ; gangrène, 5 jours ; mort.

Observation XXVI

(Lanzerez. — *Journal de Desault*, tome I, p. 243 ; Béranger-Féraud, obs. 137).

Femme de 83 ans ; fracture de la cuisse droite au-dessus des condyles, réduction ; appareil à extension ; le 50ᵉ jour, le cal paraît solide ; le 102ᵉ, il survient de la fièvre et de la diarrhée ; le 118ᵉ, le cal devient mobile ; le 153ᵉ, mort.

Le fémur présente deux fractures, une oblique de dehors en dedans et d'arrière en avant, à 4 pouces du condyle externe : c'est celle dont le cal s'est ramolli et présente un aspect fibreux ; l'autre fracture est inter-condylienne et assez bien consolidée.

Observation XXVII

(Mazel, d'Anduze. — *Journ. de méd. et de chir. prat.*, 1865 ;
Béranger-Féraud, obs. 159)

Un cocher fait une chute et se fracture l'extrémité inférieure du fémur ; après 4 mois de séjour au lit, la fracture n'était pas consolidée : la cause de la pseudarthrose est, dit le docteur Mazel, l'écartement considérable des fragments, dont l'inférieur fait saillie en arrière et en dehors.

Observation XXVIII

(Mazel, *Loc. cit.* — Béranger-Féraud, obs. 160).

Amputation de cuisse nécessitée par défaut de consolidation d'une fracture sus-condylienne du fémur. Le fragment supérieur faisait une saillie si considérable en avant qu'il avait percé la peau. Quant au fragment inférieur il était renversé en arrière, au point que la surface fracturée reposait sur les parties molles qui forment le creux poplité. La dissection du membre au niveau de la fracture m'a permis de constater la situation et la direction précise du fragment inférieur.

Observation XXIX

(Markoe. — *New-York Journal*, 1859. Béranger-Féraud, obs. 168.)

Homme adulte ; fracture du fémur à quatre pouces au-dessus du genou, douze semaines ; résection du fragment inférieur après extension infructueuse ; la non-consolidation était entretenue par l'interposition d'une masse musculaire ; trois semaines ; mort.

Observation XXX

(Mignot. — *Gaz. hebd.*, 1869, p. 548, Béranger-Féraud, obs. 175.)

Gilbert Jarjaguet, 26 ans, domestique, tombe de cheval le 23 septembre 1866. M. Mignot constate une fracture transversale du fémur droit, à deux pouces au-dessus des condyles ; pas de plaie ; réduction facile ; bandage de Scultet. Le trentième jour, pas de consolidation ; plaie au niveau du fragment supérieur, ne communiquant pas avec le foyer. La consolidation n'est complète qu'en janvier 1869.

Observation XXXI

(Prof. Tarnier. — *Gaz. des hôpitaux*, 1866, Béranger-Féraud, obs. 235.)

Une femme se fracture l'extrémité inférieure du fémur, au mois de juin 1865 ; au bout de deux mois, le médecin qui lui donnait ses soins enlève l'appareil, et la fracture semble consolidée. Cependant, je vois la malade sur ces entrefaites et constate la non-consolidation. Je fis reprendre le lit et placer le membre dans une simple gouttière en fil de fer ; jusqu'au milieu du mois de décembre, nulle trace de consolidation ; je commençais à désespérer, lorsqu'à partir de cette époque tout a changé de face, sans que rien de nouveau ait été tenté. Aujourd'hui, la consolidation est complète et la guérison peut être regardée comme assurée.

CONCLUSIONS

1° La fracture sus-condylienne du fémur peut se produire par cause directe ou indirecte.

2° Elle est souvent irréductible, tantôt à cause de la perforation des parties molles par le fragment supérieur, tantôt par interposition musculaire, tantôt par suite de l'engrènement ou de l'écartement (basculement en arrière du fragment inférieur) des fragments.

3° La pseudarthrose est fréquente ; sa cause la plus habituelle est l'interposition musculaire.

4° Le raccourcissement du membre est presque la règle ; l'ankylose du genou ou la limitation des mouvements sont fréquentes.

5° Le traitement de choix dans les fractures simples, est l'extension continue exercée dans la demi-flexion ou dans la rectitude. Dans le cas d'irréductibilité ou de pseudarthrose, l'intervention chirurgicale s'impose : il faut enlever les parties molles interposées entre les fragments ; réséquer ou aviver, suivant le cas, l'extrémité de deux fragments ; faire la suture osseuse et immobiliser le membre.

INDEX BIBLIOGRAPHIQUE

ANGELVIN. — Thèse inaugurale. Paris, 1893.

BATUT. — Trois cas de fracture de l'extrémité inférieure du fémur. Bull. Soc. de chir. de Lyon, 1902, V, 129-136.

BÉRANGER-FÉRAUD. — Traité des fractures non consolidées ou pseudarthroses.

BERGER. — Fractures sus-condyliennes du fémur. Bull. et mém. Soc. de chir. de Paris, 1896, n. s., XXII, 306.

BOMPARD. — Des fractures sus-condyliennes du fémur. Thèse Paris, 1873.

BORCK (E.). — My method of treating fracture of the femur. Surg. clin., Chicago, 1902, I, 6-7, 2 fig.

DE BOVIS. — Interposition fibreuse dans une fracture du fémur; diagnostic et interventions précoces. Gaz. des hôp., Paris, 1898, t. XXI, 754.

BOYER. — Traité des maladies chirurgicales, 1845.

BRYANT. — Practice of surgery.

CAMPENON. — Recherches anatomiques et cliniques sur l'entorse des ankyloses. Thèse Paris, 1879.

LE CLERC. — Fracture compliquée de la cuisse gauche. Consolidation sans raccourcissement. Année méd. de Caen, 1901, XXV, 173-174.

COMBE. — Fracture de cuisse vicieusement consolidée. Bull. Soc. méd. chir. de la Drôme et de l'Ardèche, Valence, 1902, III, 134-135, 1 fig.

DAVIS (G.-G.). — The operative treatment of fractures of the femur. Therap. gaz., Detroit, 1900, 35, t. XVI, 297-300.

DRAKE (N.-A.). — The treatment of fractures of the femur. Railway surg., Chicago, 1896-97, III, 460-462.

DUPEYRON. — Sur deux cas de fracture de cuisse traités par la méthode d'Hennequin (Bull. Soc. méd. chir. de la Drôme et de l'Ardèche). Valence, 1901, II, 64-65.

FOLLIN et DUPLAY. — Traité de pathologie externe, 1878.

FORGUE et RECLUS. — Traité de thérapeutique chirurgicale.

GATÈS (W.-C.). — Fracture of the femur. Railway surgeon, Chicago, 1900, VI, 524-526.

GOSSELIN. — Gazette des hôpitaux, 1858, p. 60.

—   Cliniques chirurgicales de la Charité, 32ᵉ leçon.

JONES (H.-A.). — Fracture of femur with perfect reunion, in two old women. Railway surgeon, Chicago, 1902, VIII, 337.

KLINGENSMITH (I.-P.). — Resection in case of ununited fracture of femur. J. Am. M. Ass. Chicago, 1900, XXXIV, 983.

LUCAS-CHAMPIONNIÈRE. — Bulletin de la Société anatomique, 1868.

LUCE (J.-E.). — A case of compound, complicated fracture of the femur. Railway surgeon, Chicago, 1900, VI, 517-518.

MALGAIGNE. — Traité des fractures et des luxations, 1847.

MARTIN (E.). — The ultimate results of fracture of the femur. Therap. gaz. Detroit, 1900, 3 S., XVI, 300-309.

MIGNON (A.). — Réduction directe d'une fracture récente du fémur, irréductible par interposition musculaire. Bull. et mém. Soc. de chir. de Paris, 1901, XXVII, 550-553.

NÉLATON. — Pathologie chirurgicale. Tome II.

NHARTON (H.-R.). — The treatment of fractures of the femur in children. Therap. gaz., Detroit, 1900, 3 s., XVI, 295-297.

OLLIER. — Traité des résections, 1891.

ORTÉGA (R.). — Fractura del femur oblicua y complicada conherida de la piel y embolia pulmonar. Curacion. Gaz. med. Mexico, 1898, XXXV, 177-182.

PAGET (S.). — Operation for ununited fracture of femur. Clin. J. Lond., 1897, X, 9.

PICQUÉ. — Sur une intervention pour une fracture du tiers inférieur du fémur avec interposition fibreuse, par le docteur de Bovis (Rap.). Bull. et mém. Soc. de chir. de Paris, 1898, n. s., XXIV, 31-37.

RENAUT (L.). — Des fractures de l'extrémité inférieure du fémur. Thèse Paris, 1873.

RICAUD (B.). — Etude sur les fractures de l'extrémité inférieure du fémur. Thèse de Toulouse, 1895.

ROUTIER. — Cal vicieux du fémur. Ostéotomie. Bull. et mém. Soc. de chir. de Paris, 1902, XXVIII, 791-792.

RUSSELL (M.). — An interesting case of fracture of the femur with unusual complications internat. J. surg., N. Y., 1897, X, 311.

SOUBEYRAN. — Deux observations de « fractures dites de Boyer ». Montpellier médical, janvier 1903, p. 42.

THAYER (F.-A.). — Fracture of the femur. J. med. a sc., Portland, 1902, VIII, 42-48.

TILLAUX. — Troisième Congrès français de chirurgie, 1888.
—   Traité de chirurgie clinique, 1900.

TRÉLAT. — Thèse inaugurale. Paris, 1854.

TREVES. — British medical journal 1883. Tome I, p. 306.

VALLAS. — Trois cas de fracture de l'extrémité inférieure du fémur. Bull. Soc. de chir. de Lyon, 1902, V, 136-137.

VIDAL (de Cassis). — Pathologie externe.

Dictionnaire de médecine et de chirurgie pratique, 1872 : Article Cuisse par LAUGIER. — Article Pseudarthrose par DENUCÉ — Article Ankylose par DENUCÉ.

Dictionnaire encyclopédique des sciences médicales, 1883 : Article Cuisse par SPILLMANN.

SERMENT

En présence des Maîtres de cette École, de mes chers condisciples, et devant l'effigie d'Hippocrate, je promets et je jure, au nom de l'Être suprême, d'être fidèle aux lois de l'honneur et de la probité dans l'exercice de la Médecine. Je donnerai mes soins gratuits à l'indigent, et n'exigerai jamais un salaire au-dessus de mon travail. Admis dans l'intérieur des maisons, mes yeux ne verront pas ce qui s'y passe ; ma langue taira les secrets qui me seront confiés, et mon état ne servira pas à corrompre les mœurs ni à favoriser le crime. Respectueux et reconnaissant envers mes Maîtres, je rendrai à leurs enfants l'instruction que j'ai reçue de leurs pères.

Que les hommes m'accordent leur estime si je suis fidèle à mes promesses ! Que je sois couvert d'opprobre et méprisé de mes confrères si j'y manque !

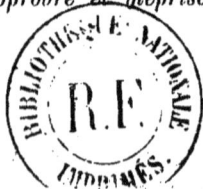

263